RECHERCHES

SUR

LA NATURE DES EAUX MINÉRALES

DU GOUTAI,

HAMEAU DÉPENDANT DE LA COMMUNE DE JURÉ, ARRONDISSEMENT DE ROANNE, DÉPARTEMENT DE LA LOIRE;

PAR MARC-ARNOULD-MAGDELAINE PASTURAL,

DE SAINT-JULLIEN-LA-VÊTRE, DÉPARTEMENT DE LA LOIRE, BACHELIER ÈS-LETTRES, DOCTEUR EN MÉDECINE DE LA FACULTÉ DE PARIS.

Felix qui potuit rerum cognoscere causas.

VIRG. *Georg.* liv. 2.

A MONTBRISON,

CHEZ CHEMINAL, IMPRIMEUR-LIBRAIRE.

1827.

RECHERCHES

SUR

LA NATURE DES EAUX MINÉRALES

DU GOUTAI,

HAMEAU DÉPENDANT DE LA COMMUNE DE JURÉ, ARRONDISSEMENT DE ROANNE, DÉPARTEMENT DE LA LOIRE ;

PAR MARC-ARNOULD-MAGDELAINE PASTURAL,

DE SAINT-JULLIEN-LA-VÊTRE, DÉPARTEMENT DE LA LOIRE, BACHELIER ÈS-LETTRES, DOCTEUR EN MÉDECINE DE LA FACULTÉ DE PARIS.

~~~~~~

Felix qui potuit rerum cognoscere causas.

VIRG. Georg. liv. 2.

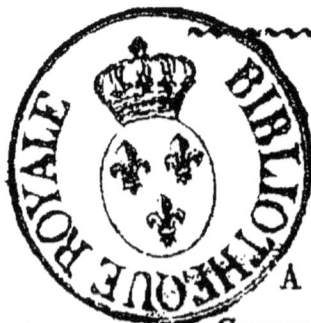

~~~~~~

A MONTBRISON,

CHEZ CHEMINAL, IMPRIMEUR-LIBRAIRE.

~~

1827.

AU MEILLEUR DES PÈRES,

A LA PLUS TENDRE DES MÈRES.

VEUILLEZ agréer ce faible essai comme un témoignage public de mon profond respect et de ma vive reconnaissance.

A MES FRÈRES,

Gage de ma sincère amitié,

M. A. M. PASTURAL.

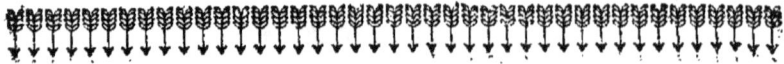

RECHERCHES

SUR

LA NATURE DES EAUX MINÉRALES

DU GOUTAI,

Hameau dépendant de la commune de Juré, arrondissement de Roanne, département de la Loire.

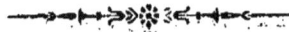

━━━━◆━━━◆◆◆◆◆◆━━━◆━━━

Les eaux minérales dont on se sert en médecine, sont chaudes ou froides ; celles du Goutai sont froides. Quelques personnes donnent à cette dernière espèce le nom d'acidulées, à cause du goût un peu acide ou vineux que l'on y découvre, lorqu'elles sont puisées depuis peu dans leurs sources.

La chaleur des eaux thermales proviendrait-elle de ce qu'elles coulent sur un lit pierreux, échauffé au-dessous par un lit de matières pyriteuses en décomposition ? Si la pierre qui sert de sol aux eaux thermales simples est un peu poreuse, il n'en faut pas davantage pour que les vapeurs

I.

des pyrites y pénètrent et se mêlent à ces eaux, en les rendant un peu ferrugineuses, etc. Elles sont alors composées, et agiront sur l'infusion de noix de galle : on a encore assigné diverses causes à leur chaleur, et on a prétendu que les feux souterrains en échauffent les réservoirs et les canaux, puisque c'est principalement dans les endroits où il y a des volcans qu'elles sont plus fréquentes; que d'ailleurs presque toutes les eaux chaudes sentent le soufre et le bitume, qui sont la matière et le produit du feu.

Comme les principales vertus des eaux minérales ne dépendent pas tant de leur chaleur ou de leur froideur que des principes dont elles sont composées, nous nous attacherons spécialement à l'analyse de celles du Goutai.

Les eaux minérales peuvent contenir acide carbonique, sulfureux, hydrosulfurique, nitrique, sulfurique, hydrochlorique, azote-oxigène, sulfate de potasse, soude, silice, sulfate de fer, de cuivre, de soude, de magnésie, de manganèse, de chaux; hydrochlorate de soude, de potasse, de magnésie, de chaux, d'ammoniaque, d'alumine, de manganèse; phosphate d'alumine, fluate de chaux, sous-carbonate de soude; hydrosulfates simples ou sulfurées de soude et de chaux; des matières végétales et animales, et suivant M. Angeline, de l'hydriodate de potasse.

. Les eaux minérales ne sauraient contenir en même-temps ces différens corps, vu qu'il en existe qui se décomposent mutuellement, tels les sulfates nitrates et hydrochlorates de magnésie et de chaux, en rapport avec le sous-carbonate de soude, il est extrêmement rare de rencontrer ces substances dans la même eau qui en contient rarement au-delà de huit.

TOPOGRAPHIE

DU GOUTAI.

LES eaux minérales du Goutai sont situées dans un agréable vallon, où la culture des terres et la multiplicité des arbres qui le bordent de toutes parts, enrichissent l'air d'une prodigieuse quantité d'oxigène, entretiennent pendant l'été une fraîcheur habituelle dans l'atmosphère, et durant l'hiver diminuent la violence du froid, en développant une certaine quantité de calorique.

À quelque distance des eaux, on rencontre dans le pays une prodigieuse quantité de proto-sulfure de plomb, on a même répandu dans le public, qu'il existait dans les environs de Cremeaux, et à quelque distance du Goutai, une mine d'argent. Quoi qu'il en soit, le proto-sulfure de plomb est très-abondant, et on l'exploite avec avantage : il se rencontre sur différens points des communes de Juré, de Cremeaux, de Champoly, de Luré, de Grezolle, etc.; on vient d'en découvrir une mine à Saint-Just-en-Chevalet. Tantôt ce proto-sulfure de plomb est christalisé en octaèdre, et tantôt en cube. On le connaît ordinairement sous le nom de galène. On en distingue trois espèces, en raison de la largeur des lames dont elles sont formées : galènes à grandes facettes, galènes à petites, et galènes à moyennes facettes. La galène à grandes facettes paraît être du proto-sulfure de plomb pur : les galènes à moyennes et petites facettes contiennent plus ou moins de sulfure d'argent, d'antimoine, et quelquefois du cuivre et du zinc ; il y a aussi de petites masses, mais très-rares, de plomb oxidé, carbonaté, phosphaté, sulfaté, arcéniaté, chromaté et molybdaté.

Le métal qu'on en retire est blanc-bleuâtre, peut-être rayé par l'ongle, est fusible à 260. On l'extrait toujours de son proto-sulfure en grillant la mine qu'on transforme en oxide ; elle est alors mêlée avec du fer et du charbon : par la chaleur, le plomb coule dans des réservoirs appropriés. On ajoute le fer pour séparer le plomb du proto-sulfure non grillé, et décomposer le proto-sulfure qui provient de l'action du charbon sur le sulfate de plomb.

L'air qu'on respire au Goutai est composé de 79 parties de gaz azote, et de 21 de gaz

oxigène, d'un atome d'acide carbonique, et
d'une quantité variable de vapeurs d'eau. Il
contient aussi du calorique, de la lumière
et du fluide électrique. On s'assure de la
quantité de vapeurs d'eau qu'il contient par
le moyen du chlorure de calcium qui s'en
empare. On reconnaît la présence de l'acide
carbonique par l'eau de baryte qui forme
avec lui un sous-carbonate de baryte. On
découvre la portion d'oxigène à l'aide de
divers moyens d'endiométrie.

Quoi qu'il en soit, dans cette température douce, objet de nos désirs, rêve
continuel des poètes de tous les âges, chaque fonction animale est facile, régulière,
et fournit à tout le système des élémens
convenables.

L'eau qui est employée au Goutai comme
boisson ordinaire, quoique de source, présente les caractères suivans : elle contient
de l'air, une très-petite quantité de sulfates,
d'hydroclorates et de carbonates : elle est
fraîche, vive, limpide, inodore, bienfaisante. On s'assure qu'elle est aérée en éle-
vant sa température, l'air se dégage sous
forme de bulles : elle se trouble à peine
par le nitrate d'argent, et par la solution
d'hydrochlorate de baryte, parce qu'elle
renferme peu d'hydrochlorates, de sulfates
et de carbonates. Elle est susceptible de
dissoudre une quantité inombrable de corps,
même à la température ordinaire. Un déci-

litre d'eau pèse un gramme. Lorsqu'on la chauffe, elle s'élève en vapeurs à la température de 80° thermomètre de Réomur. Si on la fait refroidir, elle passe de l'état solide à la température de o environ. Quant à sa composition, elle contient 88/29 d'oxigène, et 11/71 d'hydrogène.

HISTOIRE NATURELLE

ET PROPRIÉTÉS PHYSIQUES DES EAUX MINÉRALES DU GOUTAI.

Les sources mises à découvert sont aujourd'hui au nombre de quatre ; s'il nous était permis de procéder à des recherches comme il nous conviendrait de faire, nous en découvririons peut-être soixante dans les communes de Juré, de Cremeaux et de Champoly.

La première source du Goutai a été trouvée vers le commencement de l'année 1826, par Sophie Duivon, jeune bergère, qui la fit jaillir pour la première fois, en folâtrant autour d'une quenouille qu'elle avait enfoncée dans la terre. Les eaux de cette source sont extrêmement agréables à boire ; elles bouillonnent, pétillent considérablement.

La seconde bouillonne peu, est moins agréable ; elle fut creusée par les soins de M. Poyet, propriétaire des eaux. M. Poyet, comme ami de l'humanité souffrante, se dispose à ne rien négliger de ce qui concerne la bonne tenue des fontaines et la commodité des buveurs.

La découverte des deux autres nous appartient; elles ne bouillonnent pas, et laissent exhaler, surtout la plus inférieure, une odeur qui a beaucoup de rapport avec celle des œufs gâtés et pourris. Si on transporte leurs eaux même à une petite distance des fontaines, elles perdent très-facilement les propriétés qui les caractérisent : leur saveur nauséabonde les rend presque répugnantes : exposées à l'air libre elles déposent du soufre, et se couvrent d'une pellicule irrisée. Les eaux de la première source peuvent être transportées au loin lorsqu'elles sont bien bouchées.

Les quatre fontaines sont limpides, transparantes, ont une saveur fraîche et plus ou moins piquante; leur sédiment qui est plus considérable dans la première et la troisième, que dans les deux autres sources, a la couleur rouge de l'ocre, et laisse des tâches de rouille sur le linge. Enfin ces eaux jaunissent, ou noircissent plus ou moins le mercure.

Quant à leur température, elle est froide, celle de la première source s'élève à un peu plus de 11° T. de R.; celle de la seconde au-dessus de 14; celle des deux autres au-dessus de 15. Un litre de la première source au *maximum* de densité pèse 32

onces, plus un gramme; de la seconde 32;
des deux autres un peu plus de 52.

Ces eaux s'élèvent en valeur à la température de 80° T. de R., altèrent à la
longue la transparence du verre, et ont
terni la couleur brillante d'un gobelet de
fer-blanc employé à leur administration.
Elles font périr les grenouilles ainsi que
les reptiles qu'on y plonge; ces animaux
périssent plus vite dans les eaux de la
première source que dans les autres. Elles
ne ternissent pas le vin rouge. Enfin elles
sont élastiques, capables de transmettre
les sons et de mouiller la plupart des
corps; peuvent supporter un poids considérable sans presque changer de volume;
et cette propriété qu'elles possèdent avec
tous les liquides, est une des plus remar-
quables qui soient communes à ceux-ci.
Que l'on prenne un tube recourbé de verre,
semblable à celui dont Royle et Mariote
se sont servis pour comprimer l'air; que
l'on mette de l'eau dans la branche la
plus courte, et du mercure dans la branche la plus longue, l'on verra que, soit
qu'il y ait peu ou beaucoup de mercure,
le volume de l'eau ne diminuera pas d'une
manière bien sensible, mais assez pour
établir sa compressibilité.

ANALYSE

DES EAUX DE LA PREMIÈRE SOURCE.

1°. L'EAU rougit faiblement la tenture de tournesol ; précipite par l'eau de chaux et de baryte : le précipité fait effervescence avec un acide.

2°. Il y a une légère odeur d'œuf pourri qui est plus appréciable dans les eaux de la troisième et de la quatrième source qui ont la propriété de noircir d'avantage le mercure, et de précipiter du soufre par l'acide nitreux et sulfureux. Les eaux perdent toutes ces propriétés par l'ébullition.

3°. Si l'on fait bouillir quelque temps quatre livres d'eau minérale avec une solution de carbonate de potasse, il reste une poudre blanche qui se dissout avec effervescence dans l'acide nitrique, et présente tous les caractères d'un carbonate de chaux. L'oxalate d'ammoniaque versé goutte à goutte a fourni un précipité blanc d'oxalate de chaux : les carbonates de potasse et de soude ont aussi donné des précipités blancs.

4°. La potasse a fourni un précipité blanc, floconeux. Si l'on verse du phosphate de soude, il n'y a pas de précipité ; mais si l'on ajoute de l'ammoniaque, il se forme un précipité de phosphate - ammoniaco-magnésien.

5°. La couleur du sirop de violettes est passée au vert.

6°. Nous avons observé que le papier curcuma devenait rouge dans l'eau minérale privée d'acide carbonique par l'ébullition, tandis qu'il conservait sa couleur lorsqu'il était plongé dans la source.

7°. Une dissolution d'hydrochlorate de platine a fait virer l'eau minérale à la couleur orangée, mais sans former de précipité comme dans les sels de potasse.

8°. Le ferrocyanate de potasse a précipité au *minimum* en blanc; au *maximum* en bleu.

9°. La solution de noix de galle ne précipite pas au *minimum*, mais elle a précipité au *maximum* en bleu qui paraissait noir.

10°. Le succinate d'ammoniaque précipite au *maximum*; le précipité est de couleur de chair: cet effet n'a pas lieu lorsque la solution ne contient que du protoxide de fer.

La première expérience indique la présence de l'acide carbonique;

La seconde, celle de l'acide hydro-sulfurique;

La troisième, celle de la chaux;

La quatrième, celle de la magnésie;

La cinquième et la sixième d'un sous-carbonate alkali;

La septième, celle de la soude;

La huitième, la neuvième et la dixième, celle du fer.

EXTRACTION

DES MATIÈRES VOLATILES.

Pour évaluer la quantité de gaz acide-carbonique, nous avons promptement mis un litre d'eau dans un matras, auquel nous avons ensuite adapté un tube qui se rendait à travers un bouchon, au fond d'une éprouvette. Après y avoir versé une dissolution d'ammoniaque et d'hydrochlorate de chaux, le bouchon qui devait la fermer a été surmonté d'un autre tube qui plongeait dans l'eau que nous avons fait bouillir peu à peu, et dont nous avons soutenu l'ébullition pendant deux ou trois minutes; le gaz acide carbonique s'est volatilisé, et il est venu se rendre dans la dissolution d'ammoniaque et d'hydrochlorate de chaux, où, par l'influence de l'ammoniaque, il s'est uni à la chaux, d'où est résulté un carbonate de chaux, qui s'est précipité, et qui recueilli, lavé, séché, a donné un volume plus considérable et un poids de 75 grains et demi, qui représentent à peu près vingt-six grains d'acide carbonique, ou trente-cinq pouces cubes. Il est employé dans les eaux minérales gazeuses comme dieurétique, rafraîchissant, etc. Il se forme dans la potion antiémétique de rivière, qui est un mélange d'une dissolution de sous-carbonate de potasse et de suc de limon. L'acide citrique du limon déplace l'acide carbonique ; il se forme un citrate de potasse , l'acide carbonique se dégage.

Le carbonate de chaux obtenu dans cette opération a été placé dans un flacon, où après avoir versé de l'acide hydrochlorique, très-étendu d'eau , cet acide s'est emparé de la chaux , et l'acide carbonique s'est dégagé : nous l'avons recueilli sous la cuve pneumatique ; il était incolore , sa saveur était légèrement aigre, son odeur piquante ; il rougissait faiblement la tenture de tournesol , éteignait les corps en combustion, et a asphixié promptement une grenouille que nous y avons plongée. Comme ce gaz est plus pesant que l'air, nous le versions d'un flacon dans un autre à la manière de l'eau. Enfin l'eau de chaux et l'eau de baryte ont donné un précipité blanc , floconeux, qui, uni à un acide , faisait effervescence.

C'est par un procédé analogue que nous nous sommes tenu compte de la quantité d'acide hydrosulfurique. Il n'y a de différence qu'en ce que nous avons mis dans l'éprouvette une dissolution d'acétate acide de plomb, qui n'agit pas sur le gaz acide carbonique , mais qui absorbe et décompose l'acide hydrosulfurique en donnant lieu à du sulfure de plomb, qui a déposé sous forme de flocons noirs ; après avoir été lavé et séché, il a pesé cinq grains, qui représentent à peu près un grain et demi d'acide hydrosulfurique, ou trois pouces cubes. Ce gaz a été recueilli de la même manière que le précédent. Il était incolore, rougissait faiblement la tenture de tournesol; sa saveur et son odeur avaient de l'analogie avec celle des œufs pourris; il brûlait avec une flamme bleuâtre lorsqu'on l'approchait d'une bougie allumée; les parois de la cloche se recouvraient d'une couche de soufre d'un blanc jaunâtre à mesure que la combustion du gaz avait lieu. On pouvait aussi le dissoudre dans de l'eau distillée; la dissolution précipitait en noir les sels de plomb, de cuivre, de bismuth et d'argent; en jaune clair la dissolution d'oxide d'arsenic. L'eau saturée de ce gaz fait périr rapidement les grenouilles qu'on y plonge; celles qui ne périssent pas instantanément éprouvent une vive agitation, leurs membres se roidissent et offrent des mouvemens convulsifs. Enfin, l'acide nitreux et sulfureux faisait précipiter du soufre. Les eaux qui contiennent de l'acide hydrosulfurique produisent une excitation marquée dans toute l'organisation, et déterminent spécialement des mouvemens critiques du centre à la circonférence. Cette action particulière sur la peau doit faire préconiser les eaux minérales du Goutai contre les maladies cutanées, les affections catarrhales chroniques, l'asthme humide, les congestions lymphatiques, les engorgemens du vagin et de l'uterus, les diarrhées séreuses, l'ictère, les engorgemens des viscères abdominaux, les rétractions des muscles, des tendons, des ligamens, les plaies d'armes à feu, etc.

Nous n'avons pas cherché à déterminer la quantité d'oxigène et d'azote, parce qu'on connaît leur volume total relativement à celui de l'eau ordinaire qui en contient toujours plus et jamais moins. Nous nous sommes cependant assuré de leur présence en distillant d'une manière successive deux litres d'eau minérale de chaque fontaine. Nous avons reçu dans une cloche pleine d'eau leurs gaz; nous les avons lavés avec la potasse caustique pour les priver de l'acide carbonique; l'oxigène a été absorbé par le phosphore, et l'azote est resté libre : il était gazeux, sans couleur, sans saveur, et éteignait les corps en combustion.

EXTRACTION

DES MATIÈRES FIXES.

Nous avons soumis à l'évaporation dans une bassine de cuivre étamée huit livres d'eau minérale; il y a eu un dégagement considérable de bulles avant que le liquide ait été porté à 80° T. de R.

L'évaporation nous a fait obtenir un résidu d'un blanc jaunâtre tirant sur le rouge. Après l'avoir enlevé avec le plus grand soin; bien sec, il pesait quarante-quatre grains. Cette petite masse réduite en poudre a été introduite dans une capsule de verre avec six onces d'eau distillée, bouillante, dont nous avons soutenu l'ébullition, et qui a été filtrée au bout de cinq minutes. Après avoir lavé le filtre, nous avons obtenu trente-quatre grains de matières insolubles dans l'eau.

La solution aqueuse, filtrée, évaporée, et bien sèche pesait dix grains, auxquels nous avons uni quatre onces d'alcool à 26 et bouillant. Cette nouvelle opération a été faite à peu près comme la précédente, et a fourni pour résultat huit grains de matières insolubles dans l'alcool.

EXTRACTION

DES MATIÈRES FIXES, INSOLUBLES DANS L'EAU.

Nous avons mis les trente-quatre grains insolubles dans l'eau distillée, au fond d'une capsule de verre, et en contact avec un très-petit excès d'acide hydrochlorique faible : les carbonates de chaux, de magnésie, de fer, se sont dissous avec effervescence. Nous avons filtré la liqueur, et elle n'a pas laissé des matières insolubles. Les hydrochlorates ayant été ensuite rendus très-acides, nous avons précipité de l'oxide de fer en versant de l'ammoniaque. Cet oxide recueilli, lavé et bien sec, a été dissous de nouveau dans l'acide hydrochlorique, puis précipité à l'état de sous-carbonate par le sous-carbonate de potasse. Ce nouveau précipité dans un état sec, pesait dix grains; il avait une couleur d'un gris jaunâtre; sa structure était lamelleuse, et présentait un rhomboïde qui était le même que celui du carbonate de chaux. Ce sous-carbonate est un des minérais de fer les plus précieux; on en retire d'excellent fer; il peut même donner directement de l'acier. La magnésie le rend difficile à fondre, et le manganèse lui donne la propriété de brunir par le contact de l'air. Après avoir mis ce sel en suspension dans de l'eau distillée, étendue d'acide hydrochlorique faible, nous avons formé trois portions, A. B. C. Dans la première, A, le ferrocyanate de potasse a précipité au *minimum* en blanc, au *maximum* en bleu. Dans la seconde, B, la solution de noix de galle n'a pas précipité au *minimum*, mais elle a précipité au *maximum* en bleu qui paraissait noir. Dans la troisième, C, le succinate d'ammoniaque a précipité au *maximum*; le précipité était de couleur de chair.

On emploie en médecine les préparations

ferrugineuses, pour exercer une influence
assez puissante sur la contractilité générale
des parties vivantes, lorsqu'elles sont
frappées d'un état de langueur, et particulièrement les tuniques vasculaires.

Quelques observations assez récentes ont
prouvé que les vaisseaux de certains individus qui faisaient usage du fer, étaient
plus pleins et plus turgescens ; que leur
peau prenait une couleur plus intense,
leurs yeux une teinte plus animée ; que
leur bile était plus fluide, et que toutes
les humeurs avaient une marche plus accé-
lérée. Sydenham propose le fer dans le
commencement des hydropisies ; il semble
donc que ce métal puisse jouir dans
quelques circonstances de la faculté de
ranimer pour ainsi dire l'absorption en
réveillant la contractilité fibrillaire des
vaisseaux lymphatiques.

La vertu tonique du fer a été célèbre
dans tous les temps ; les propriétés apéri-
tives qu'on lui attribue sont un effet secon-
daire qui n'a lieu qu'en vertu de certaines
circonstances, dans le cas, par exemple,
où les secrétions et les excrétions se trouvent diminuées ou altérées par la faiblesse
du malade. Ce remède paraît agir en
portant une sorte d'astriction sur les fibres
du solide vivant ; aussi convient-il toutes
les fois qu'il y a laxité générale ou
partielle. C'est principalement lorsque l'es-

3.

tomac est frappé d'atonie, que le fer produit d'excellens effets; on la prescrit dans toutes les gouttes qui avaient débilité cet organe. Certains faits viennent à l'appui de la vertu spécialement anthelmentique du fer. A l'Hôpital Saint-Louis, à Paris, nous l'avons vu administrer avec avantage dans les hémorrhagies passives qui accompagnent le scorbut, dans les affections scrophuleuses; il est peu de remèdes dont on puisse attendre plus de succès contre cette dernière maladie.

Nous avons ensuite ajouté à la liqueur ammoniacale du sous-carbonate d'ammoniaque; la chaux s'est déposée à l'état de sous-carbonate; sèche, elle a pesé huit grains. Sa forme présentait un rhomboïde obtus de couleur blanche.

Le carbonate de chaux est un des corps les plus répandus dans la nature; les eaux minérales que nous décrivons ne sont pas les seules qui en contiennent beaucoup en dissolution à la faveur d'un excès d'acide carbonique.

Les marbres de différentes couleurs, et surtout le marbre blanc, dont il existe de carrières si belles et si nombreuses dans les communes circonvoisines du Goutai, à Cremeaux, aux Salles, à Saint-Romain-d'Urphé, à Saint-Jullien-la-Vêtre, à Saint-Didier-sur-Rochefort, etc., ne sont formés que de ce carbonate quand ils sont blancs;

ceux qui sont colorés, ne diffèrent de ceux-ci qu'en ce qu'ils contiennent en outre un peu d'oxide de fer ou du manganèse, et quelquefois, mais rarement, une sorte de bitume qui leur donne de l'odeur.

On se sert dans le pays de ces marbres pour faire la pierre à chaux : on ne les a pas encore employés dans les constructions publiques ; il existe cependant à Saint-Pulgent, commune de Saint-Martin-la-Sauveté, plusieurs cheminées très-élégantes et peu communes, faites avec des marbres de pays : il ne sont fracturés que parce qu'on les a extrait avec de la poudre de mine. Il serait à désirer pour le département de la Loire, que des artistes habiles exploitassent ces nombreuses carrières qu'on ne connaît pas encore dans les arts.

Après avoir fait bouillir avec une solution de sous-carbonate de potasse quatre grains du sous-carbonate de chaux que nous avons obtenu, il est resté une poudre blanche qui s'est dissoute avec effervescence dans l'acide nitrique.

Nous avons mis ensuite en suspension dans de l'eau distillée, étendue d'acide hydrochlorique, le restant de ce sous-carbonate de chaux. Le liquide a été divisé comme dans la circonstance précédente en A. B. C. Dans A, la potasse a donné un précipité blanc. Dans B, l'oxalate d'ammoniaque a aussi donné un précité blanc.

Dans C, le carbonate neutre de soude a également donné un précipité de couleur blanche.

Certaines préparations de chaux sont employées en médecine contre le cours de ventre, occasioné et entretenu par des vers. On les emploie aussi pour combattre le flux excessif d'urines. On en a retiré de grands avantages dans le traitement de la gravelle et de la pierre, ainsi que dans le pissement de sang et la dyssenterie. On l'a aussi mis en usage dans les ulcères opiniâtres du nez et de plusieurs autres parties du corps. Enfin, on a eu recours à ces diverses préparations pour détruire le ver cucurbitain, modérer les fleurs blanches, et laver la tête des enfans dans le traitement de la teigne.

Pour nous procurer le carbonate de magnésie qui était resté dissous tout entier dans la liqueur ammoniacale, nous avons évaporé et filtré la dissolution jusqu'à siccité; le résidu était d'un blanc jaunâtre et pesait huit grains. La dureté de cette substance est plus grande que celle du verre; traitée comme le fer et la chaux, un alkali, ou un carbonate alkalin ont fourni un précipité blanc floconeux. Le phosphate de soude, en ajoutant à la liqueur un peu plus d'ammoniaque, a donné un précipité de phosphate - ammoniaco-magnésien. Le carbonate neutre de potasse et de soude n'ont rien précipité.

Des observations authentiques, recueillies par des praticiens expérimentés, ne laissent plus de doute maintenant sur l'efficacité de la magnésie ; toutefois on s'est convaincu que ce n'est point par elle-même qu'elle est douée de propriétés purgatives, mais qu'elle les acquiert en se combinant avec les acides, qui, chez quelques individus, existent, tous formés dans les organes digestifs, et se transforment alors en un sel neutre. De ce fait constaté tant de fois se tire l'induction importante pour la pratique, d'administrer particulièrement la magnésie aux malades, qui par l'âge, le sexe ou le tempérament, sont spécialement exposés au développement de ces acides dans les premières voies. C'est ainsi, par exemple, que chez les femmes enceintes et les enfans en bas âge, très-fréquemment tourmentés par cette disposition acescente, la magnésie est donnée avec le plus grand succès. On a également observé qu'elle était le purgatif le plus convenable aux malades qui sont à l'usage du lait : elle n'est pas moins utile à la suite de violens accès de goutte, ou de rhumatisme, après lesquels il est souvent à craindre d'exciter trop vivement les organes digestifs.

Sans admettre les suppositions absurdes des humoristes qui font dépendre toutes les maladies des dégénérations acides, alkalines, putrides des humeurs, on ne peut s'empêcher de reconnaître , avec quelques observateurs célèbres, que la prédominance acide dans quelques secrétions , peut devenir la source d'une foule de maux. C'est ainsi que le développement d'une quantité surabondante d'acide urique peut devenir la cause des calculs et de toutes les affections qui en dépendent. On avait pensé que l'emploi de la magnésie pouvait, jusqu'à un certain point, combattre ou prévenir cette disposition. Les expériences que viennent de faire assez récemment Home et Braude , sont très-favorables à cette opinion. Ils ont donné la magnésie à plusieurs individus dont les urines déposaient une grande quantité d'acide urique , et ils ont observé chez tous une amélioration sensible après l'usage de cette substance pendant quelques jours.

La magnésie calcinée est le meilleur contre-poison des acides ; il faudra donc, sans perdre un moment, gorger le malade d'eau dans laquelle on aura délayé une once de magnésie , par litre. On donnera un verre de ce liquide toutes les deux minutes, afin de favoriser le vomissement, et d'empêcher l'acide qui n'aurait pas encore agi , d'exercer son action délétère. La magnésie entre dans les potions purgatives pour leur donner plus d'activité ; les eaux plus ou moins chargées de cette substance sont un purgatif agréable que l'on adopte de préférence lorsqu'il convient d'exciter modérément les évacuations alvines. Les eaux minérales artificielles sont beaucoup plus fréquemment employées dans la capitale depuis l'utile établissement de Tivoli. On les applique à la curation d'un trop grand nombre de maladies pour que nous nous attachions à déterminer toutes les circonstances qui pourraient en nécessiter l'administration.

EXTRACTION

D'UNE MATIÈRE FIXE, SOLUBLE DANS L'EAU ET DANS L'ALCOOL.

Nous avons reconnu par des expériences préliminaires, que les dix grains dissous dans l'eau étaient du sulfate de soude et de l'hydrochlate de soude, ou sel marin à l'état liquide. Ces différentes substances, évaporées et traitées par l'alcool, se sont séparées en deux parties; l'une était soluble dans l'eau et dans l'alcool; l'autre était soluble dans l'eau, mais insoluble dans l'alcool. L'évaporation nous a donné la première, et la filtration la seconde; celle qui était soluble dans l'eau et dans l'alcool était du chlorure de soude, ou sel marin à l'état solide; il pesait deux grains; redissous dans l'eau distillée, il n'a rien produit par l'acide tartarique, mais l'hydro-

chlorate de platine a fait virer la solution
à la couleur orangée, sans rien précipiter
comme dans les sels de potasse.

Ce sel a une saveur fraîche qui plaît
non-seulement à l'homme, mais encore
à la plupart des animaux; il est l'assai-
sonnement le plus usité pour les mets,
leur donne de la saveur, excite l'appétit
en aidant le tube digestif, pourvu qu'on
ne passe pas les bornes de la modération
dans son usage; il a la propriété de lâcher
le ventre et de provoquer l'écoulement
des urines.

Ses usages sont nombreux, on s'en sert
pour saler et conserver les viandes, fabri-
quer la soude artificielle, extraire l'acide
hydrochlorique, préparer le chlore, et
faire le sel ammoniaque : sa forme est
cubique; exposé au feu, il décrépite,
pétille fortement, et entre en fusion un
peu au-dessus de la chaleur rouge; il est
un des corps les plus répandus dans la
nature : On l'y trouve tantôt à l'état solide
sous formes de couches très-considérables
dont on extrait le sel gemme, et tantôt
à l'état liquide ou en dissolution dans
certaines eaux; il en est qui en contiennent une si grande quantité, qu'elles ont
une saveur très-saline au goût : telles
sont celles du Goulai, de la mer, de
certains lacs et de beaucoup de sources.
Tout nous porte à croire que les eaux

salées sont le produit de l'action de ces
liquides souterrains sur les mines de sel
gemme qui existent sous différentes couleurs, tantôt grisâtres, tantôt blanchâtres,
etc. Telles sont celles qu'on trouve dans
le Nord, aux Indes et en Afrique. On en
a découvert une près de Vic, arrondissement de Château-Salins, département de
la Meurthe; c'est la seule que la France
possède. Il en existe en Pologne, en
Hongrie, en Moldavie. Leur longueur est
plus de deux cents lieues; leur largeur
est quelquefois de quarante. On en trouve
aussi dans presque toutes les parties de
l'Allemagne; il y en a quelques-unes en
Angleterre et en Espagne.

Le sel gemme est le plus dur, et com-
munément le plus pur des sels fossiles.
Souvent il est transparent, brille en beaux
cristaux taillés à huit angles solides et à
six faces. Les eaux minérales chargées
d'hydrochlorate de soude, ou sel marin
à l'état liquide, prises intérieurement, pur-
gent par le picotement qu'elles causent,
et provoquent les urines; elles sont légèrement astringentes et résolutives. C'est
ce qui les a fait employer dans un grand
nombre de maladies, telles que la cache-
xie et l'hydropisie, etc. Elles sont aussi
prescrites intérieurement pour déterger et
modifier les ulcères putrides. On en a
recommandé les bains pour la galle, les

dartres, la lèpre, les tumeurs et les dou-
leurs des membres. Les anciens regardaient
les eaux minérales chargées de ce sel
comme un spécifique pour guérir la rage.
A leur défaut, on peut se servir d'eau
commune, dans laquelle on fera dissoudre
du chlorure de soude, ou sel marin à
l'état solide. Une fille d'environ vingt ans,
attaquée de cette horrible affection, a été
guérie heureusement à l'Hôtel-Dieu de
Paris, par des immersions fréquentes dans
l'eau tiède, où l'on avait fait fondre du
chlorure de soude. Il serait à désirer que
les eaux minérales du Goutai, vu leur
composition, pussent aussi prévenir par
leur emploi la terminaison presque toujours
funeste de cette cruelle maladie, dont
les symptômes ne se manifestent guère
chez l'homme mordu par un animal enragé
avant le trentième ou le quarantième jour.
Nous nous proposons de faire, à cet égard,
des expériences sur des animaux, et même
sur l'homme, si la déplorable occasion
s'en présente.

EXTRACTION

D'UNE MATIÈRE FIXE, SOLUBLE DANS L'EAU,
ET INSOLUBLE DANS L'ALCOOL.

LA substance soluble dans l'eau et insoluble dans l'alcool était du sulfate de

soude qui, bien sec, pesait huit grains ;
que nous avons obtenu en filtrant l'alcool
employé dans cette opération.

Le sulfate de soude est un des sels
dont la cristallisation est la plus facile
à opérer. Ses cristaux sont si diaphanes,
que souvent on ne les voit pas à travers
l'eau où ils sont formés ; aussi le sulfate
de soude est-il sans couleur ; il est très-
amer ; fusible au-dessous de la chaleur
rouge ; il cristallise en longs primes à six
pans, d'une grande transparence, terminés
par un sommet dièdre, est susceptible
d'une prompte efflorescence à l'air ; sa
solubilité dans l'eau, croît avec la température. Le sulfate de soude se trouve en
dissolution dans quelques fontaines, particulièrement dans celles qui contiennent
du sel marin. Il était connu autrefois
sous le nom de sel de Glaubert, de sel
admirable de soude vitriolée.

Personne n'ignore que la découverte de
ce sel est due au célèbre chimiste Glaubert. Il abonde principalement dans les
eaux de la mer, dans l'intérieur de quelques grottes, et sur les murs antiques
de certains bâtimens, etc. La décomposition artificielle du sel marin peut aussi
le procurer. M. Esslinger a publié un
mémoire sur la formation du sel de Glaubert, pendant le grillage des minérais ;
sur la manière de retirer ce sel, et sur

son usage dans les verreries ; le sulfate de soude est employé en médecine comme purgatif, mais on s'en sert surtout dans la fabrication de la soude artificielle. Il est laxatif, sans être irritant, lorsqu'on le fait prendre à la même dose que le sulfate de magnésie ; mais il est bien plus commun de l'employer comme purgatif ou dieurétique dans différentes affections nerveuses, telles que l'hytérie et la mélancolie, alors on en fait fondre depuis un demi-gros jusqu'à un gros, dans un bouillon ou dans une livre d'apogême. On le joint aussi en qualité de doux stimulant à la manne et autres purgatifs.

Ce sel est faiblement altéré par les acides nitriques et muriatiques : il subit une décomposition entière par certaines bases salifiables, telles que la baryte et la potasse.

Cullen avance que le sulfate de magnésie est rafraîchissant, et la raison qu'il en donne, c'est qu'après son administration, les intestins restent dans une sorte de relâchement, ce qui donne lieu à la génération des vents, dans la cavité de ces organes. Or, une explication semblable de la propriété rafraîchissante du sulfate de soude est appuyée sur un fait bien douteux, si nous en jugeons d'après notre observation particulière, Bosquillon, commentateur des ouvrages de ce médecin,

dit particulièrement que le sulfate de soude
est un des sels neutres que l'on peut
employer avec plus d'avantage dans le traitement de la colique du Poitou, mais que
comme il peut porter une impression irri-
tante dans l'estomac, il est avantageux de
lui associer un quart ou un huitième de
chlorure de soude, ou sel marin à l'état
solide. Nous avouons que cette précaution
nous semble totalement superflue. On dit
que le célèbre professeur Fizes, de Mont-
pellier, avait eu occasion de remarquer des
effets prodigieusement stimulans de ce sel;
mais ce phénomène ne peut provenir que
d'un mode défectueux de préparation. Nous
n'opposerons aucune réfutation à ceux qui
prétendent gratuitement que le sulfate de
soude est plus nuisible aux humeurs du
corps vivant, que le sulfate de potasse, etc.
Rien n'est plus vague que de motiver ainsi
la préférence attribuée à ce remède dans
certaines circonstances; rien aussi de plus
inexact pour des esprits justes que les
qualités prétendues fondantes, attribuées
au sulfate de soude et à d'autres substances
de même nature. Toutefois il y aurait
trop à faire si l'on voulait reprendre,
comme il convient, les vices du langage
qui, jusqu'à nos jours, ont véritablement
retardé les progrès de la thérapeutique.

Sydnham observe que les purgatifs qui
agissent faiblement sont plus nuisibles qu'a-

vantageux dans le traitement des hydropisies, parce qu'ils agitent les humeurs
sans les évacuer. Il n'en est pas ainsi du
sulfate de soude; ce remède est tellement
approprié au mode de sensibilité des
absorbans, que son administration est fréquemment couronnée d'un effet salutaire.
Un homme âgé de cinquante-cinq ans,
cultivateur à Saint-Marcel-d'Urphé, était
atteint d'une anasarque ; il avait une diffi-
culté extrême dans l'exercice de la respi-
ration, une diminution considérable dans
l'émission des urines, et une soif considérable. Aucuns de ces symptômes ne
s'étaient adoucis quoiqu'il eût fait un assez
long usage des préparations scilitiques. Nous
lui prescrivîmes simplement le sulfate de
soude à la dose d'un gros dans une tasse
de petit-lait clarifié; cinq jours après, il
y eut une évacuation des plus abondantes,
par la voie des urines, qui fit disparaître
tous les accidens. Le malade commença
dès-lors à se rétablir et à reprendre ses
fonctions. Pendant l'espace de six mois,
il subit trois rechutes consécutives aux-
quelles il a opposé le même remède avec
succès. On pourrait citer plusieurs observations recueillies dans les hôpitaux de
Paris, qui constatent l'énergie médicamen-
teuse de ce précieux remède, qui a
mérité plusieurs fois notre approbation.

RÉSULTAT DE L'ANALYSE

DES EAUX DE LA PREMIÈRE SOURCE.

On voit, d'après les détails donnés, qu'un litre d'eau minérale de la première source du Goutai contient :

Carbonate de chaux. . . . . 2 grains.
———— de magnésie. . . 4
———— de fer 2 1/2
Sulfate de soude 2
Hydrochlorate de soude . . 1/2
Acide carbonique. 26
Acide hydrosulfurique . . . 1 1/2

SECONDE SOURCE.

Carbonate de chaux. . . . . 1 g. 1/2
———— de magnésie. . . 4
———— de fer 1/2
Sulfate de soude 2
Hydrochlorate de soude . . 1
Acide carbonique. 8
Acide hydrosulfurique . . . 1/3

TROISIÈME SOURCE.

Carbonate de chaux. . . . . 2 grains.
———— de magnésie. . . 3 1/2
———— de fer 3 1/4
Sulfate de soude 2 1/2
Hydrochlorate de soude . . 1 1/2

Acide carbonique 6
Acide hydrosulfurique . . . 4

QUATRIÈME SOURCE.

Carbonate de magnésie . . . 4 grains.
—————— de chaux 2
—————— de fer 1/2
Sulfate de soude 3 1/9
Hydrochlorate de soude . . 1 1/2
Acide carbonique 2
Acide hydrosulfurique . . . 3 1/2

PROPRIÉTÉS MÉDICINALES.

ON peut boire sans inconvénient, lors=
même qu'on est baigné de sueur, les
eaux minérales de la première source du
Goutai. La quantité de gaz acide carbonique qu'elles contiennent semble leur
donner cette propriété ; ce même gaz les
rend rafraîchissantes, dieurétiques, tem-
pérantes et même toniques. Les bestiaux
en sont très-avides, mais les vaches qui
en boivent sont exposées à perdre leur lait.

Ces eaux sont indiquées dans les cas
d'obstructions et d'engorgement : aussi con-
viennent-elles aux idiosyncrasies bilieuses
et sanguines. On peut les mettre en usage
contre les écrouelles, contre les maladies
du foie et des glandes mésentériques ;
elles sont utiles dans les suppressions des
règles, comme dans leur flux excessif.

On les administre avec succès pour combattre les épanchemens laiteux et les dou-
leurs récentes occasionnées par le lait, et
contre toutes les affections de la peau, à
cause de l'acide hydrosulfurique qu'elles
contiennent.

On peut les mettre en usage particulièrement dans la curation des dartres,
de la gale, etc. Pour traiter convenable-
ment ces dernières maladies, on boira les
eaux de la première source, et on prendra
des bains avec celles provenant des trois
autres, en donnant toutefois la préférence
aux eaux de la troisième et de la quatrième source. Elles sont encore employées
avec le plus grand succès contre les affections rhumatismales, hypocondriaques et
autres maladies de nerfs qui caractérisent
l'atomie des divers appareils. Les scorbu-
tiques, les cachectiques, les hydropiques
se trouvent bien de leur usage. Elles réta-
blissent les digestions, remédient aux em-
barras des reins; et on les a vu réussir
dans la gonorrhée bénigne et les fleurs
blanches.

Lorsque les purgatifs sont indiqués, les
eaux minérales du Goutai conviennent par-
faitement à cause de leur légère action
sur le tube digestif, et parce qu'elles
n'irritent pas autant les nerfs. Cependant,
si on désirait les rendre plus actives, on
y ajouterait du sulfate de magnésie. En

conséquence, on pourra les recommander dans les maladies des premières voies, accompagnées de faiblesse d'estomac et d'intestins, de rapports acides, de mauvaises digestions, de vers d'hémorroïdes et de jaunisse. Nous avons vu un grand nombre d'ophtalmies essentielles qui étaient même passées à l'état chronique, disparaître assez promptement, à l'aide de lotions faites avec les eaux de la première source, qu'on a aussi employées avec succès chez plusieurs individus affectés de catarrhes chroniques de la vessie, du pharynx et du larynx. Elles paraissent convenir contre la néphrite chronique et les palpitations de cœur, les affections calculeuses des reins, de la vessie, les écoulemens muqueux du vagin et de la matrice.

Quand ces eaux sont prescrites comme purgatives, il suffit de les prendre deux ou trois fois par semaine, de manière seulement à procurer trois ou quatre évacuations chaque jour où on les prend : On n'en continuera l'usage de cette manière que pendant un mois.

C'est durant la belle saison qu'on pourra les prendre : alors l'absorption interne et externe s'exécute avec plus de facilité ; l'exhalation pulmonaire et de la peau, favorise leur action bienfaisante. On doit en fixer, par conséquent, l'ouverture en juin, pour la continuer jusqu'au milieu du mois de septembre, lorsque le temps le permet.

L'usage des eaux minérales demande un exercice doux et gai, pris avec modération ; il ne faut jamais le porter jusqu'à l'excès ; mais il faut qu'il plaise toujours. La dissipation et la gaité favorisent l'action des eaux, et agissent encore comme remèdes. Il faut donc que ceux qui viennent aux eaux, oublient toute affaire, se livrent à la société qui s'y trouve, tâchent de s'y amuser, et de s'y rendre heureux. Nous devons cependant avertir que les plaisirs bruyans que l'on rencontre fréquemment aux eaux minérales de certains pays ne conviennent point à tous les malades. Celui qui veut soigner sérieusement sa santé, doit en conséquence, s'en priver : toutes les personnes souffrantes ne sauraient supporter, sans un préjudice notable pour leur susceptibilité nerveuse, les tourbillons et la gêne des assemblées nombreuses. Il en est dont l'ame a besoin de beaucoup de calme et de tranquillité, tandis qu'il en est d'autres auxquels la plus grande dissipation et des plaisirs continuels sont infiniment préférables.

Ceux qui veulent se guérir d'une maladie opiniâtre, par le moyen des eaux minérales, doivent les prendre de manière qu'elles ne produisent que très-peu d'effet sur les intestins ; ainsi un double décilitre

en un ou deux verres, répété quatre fois
par jour, suffit, le premier avant déjeûné,
le second avant dîné, le troisième avant
soupé, et le quatrième en se couchant;
cette dose même est capable de purger
quelques personnes; alors, on doit la dimi-
nuer, car il faut que les eaux ne fassent
que lacher un peu le ventre. Lorsqu'il
est nécessaire de purger, ce qui ne doit
pas être à beaucoup près, durant tout le
traitement, on prend la peinte d'eau minérale avant déjeûné, par verre, et en met-
tant quinze à vingt minutes d'intervale.

Pendant l'usage des eaux minérales, il
est important de ne pas beaucoup souper,
et de ne rien manger de pesant dans la
journée. Ce conseil est d'autant plus nécessaire à donner, que ces eaux, à cause des
sels dont elles sont imprégnées, suscitent
en général de l'appétit; mais il est quelquefois dangereux de le satisfaire.

On a vu des indigestions occasionnées
par cette imprudence, faire perdre tout
l'avantage que l'on avait déjà retiré des
eaux, et quelquefois rendre l'état du
malade pire qu'il était auparavant.

Les eaux minérales, quand elles sont
bues en trop grande quantité, occasionnent
quelquefois des maladies pires que celles
pour lesquelles on les avait ordonnées: elles
peuvent être encore dangereuses par la
manière dont on les boit, par le régime

qu'on suit dans leur usage, et par l'emploi que l'on en fait à contre-temps.

Les maladies chroniques contre lesquelles on prescrit ordinairement ces eaux, ne demandent pas un usage aussi actif des remèdes propres à les combattre : on sait au contraire, qu'elles ne peuvent être guéries que par ceux qui agissent lentement, et qui amènent par degré un mode nouveau dans la constitution.

Beaucoup de personnes s'imaginent que le succès des eaux minérales dépend de la quantité dans laquelle on les prend, et que plus on boit, plutôt on est guéri : c'est une grande erreur ; les eaux minérales, purgatives surtout, ne peuvent être introduites dans l'estomac, à grandes doses, et pendant un temps considérable ; c'est-à-dire, toute la saison des eaux, comme c'est l'usage, sans irriter sans cesse ce viscère et les intestins. Cette irritation journalière nuit aux puissances digestives, en faisant manquer le but pour lequel on les prend.

FIN.

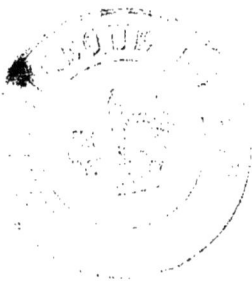

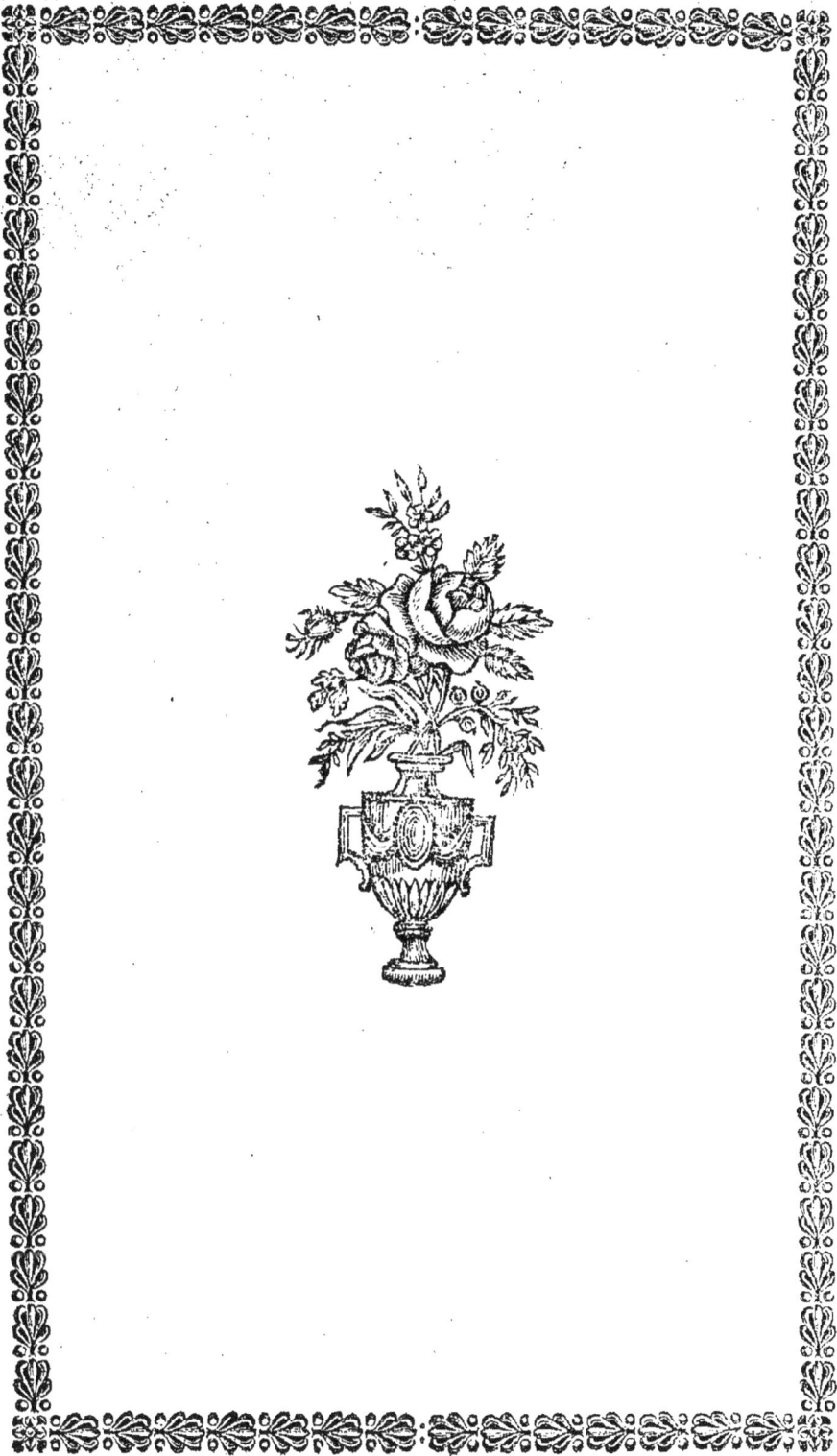

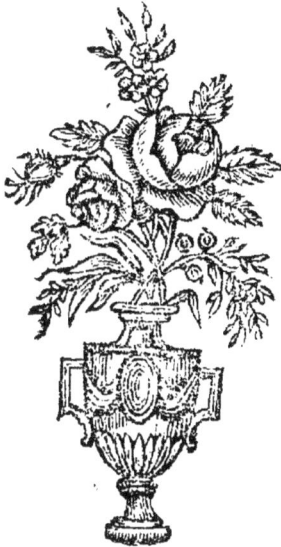

www.ingramcontent.com/pod-product-compliance
Lightning Source LLC
Chambersburg PA
CBHW071433200326
41520CB00014B/3676